39 Recetas de Jugos Bajas En Sodio:

Reduzca la Cantidad de Sal Que Consume Usando Ingredientes Orgánicos Que Saben Genial

Por

Joe Correa CSN

DERECHOS DE AUTOR

RECONOCIMIENTOS

Este libro está dedicado a mis amigos y familiares que han tenido una leve o grave enfermedad, para que puedan encontrar una solución y hacer los cambios necesarios en su vida.

39 Recetas de Jugos Bajas En Sodio:

Reduzca la Cantidad de Sal Que Consume Usando Ingredientes Orgánicos Que Saben Genial

Por

Joe Correa CSN

CONTENIDOS

Derechos de Autor

Reconocimientos

Acerca Del Autor

Introducción

39 Recetas de Jugos Bajas En Sodio: Reduzca la Cantidad de Sal Que Consume Usando Ingredientes Orgánicos Que Saben Genial

Otros Títulos de Este Autor

ACERCA DEL AUTOR

Luego de años de investigación, honestamente creo en los efectos positivos que una nutrición apropiada puede tener en el cuerpo y la mente. Mi conocimiento y experiencia me han ayudado a vivir más saludablemente a lo largo de los años y los cuales he compartido con familia y amigos. Cuanto más sepa acerca de comer y beber saludable, más pronto querrá cambiar su vida y sus hábitos alimenticios.

La nutrición es una parte clave en el proceso de estar saludable y vivir más, así que empiece ahora. El primer paso es el más importante y el más significativo.

INTRODUCCIÓN

39 Recetas de Jugos Bajas En Sodio: Reduzca la Cantidad de Sal Que Consume Usando Ingredientes Orgánicos Que Saben Genial

Por

Joe Correa CSN

El sodio es un mineral encontrado naturalmente en alimentos, y uno de los minerales esenciales en el cuerpo. Juega el rol importante de balancear los fluidos en el cuerpo y regular la contracción muscular. Usualmente se le añade a alimentos altamente procesados para incrementar su sabor, retener humedad y extender su vida.

Sin embargo, mucho sodio puede tener efectos devastadores en el cuerpo humano, y llevar a la hipertensión, enfermedad renal, enfermedad cardiovascular y ataques cardíacos. Es por ello que un balance perfecto de sodio es una parte extremadamente importante de cada dieta saludable.

La fuente principal del sodio en su dieta diaria es la sal. Desafortunadamente, la mayoría de las personas no se dan cuenta de las cantidades de sal que consumen diariamente. Algunas estadísticas sugieren que el estadounidense promedio come 5 a 7 cucharadas de sal cada día, lo que equivale a más de 20 veces la cantidad necesaria para el cuerpo. Esto resulta en contener el exceso de fluidos en el cuerpo, que crea un peso significativo en el corazón, seguido de condiciones que atentan a la vida.

Afortunadamente, este problema puede ser resuelto con facilidad, a través de una dieta saludable y algunos cambios pequeños que mantendrá su salud y bienestar. Seguir una dieta baja en sodio significa reducir los montos de sal en sus comidas diarias, que puede ser llevado a cabo mientras cocina. El problema actual yace en comprar alimentos altamente procesados, que usualmente contienen cantidades ridículamente altas de sal. Asegúrese de verificar la información nutricional de los alimentos que compra en el mercado.

Adoptar estos hábitos saludables reducirá la acumulación de líquidos en su cuerpo, y facilitará el trabajo de los riñones, lo que resultará en una salud general mejorada.

Siendo alguien enfocado en la salud y bienestar, he buscado la mejor forma de limpiar mi cuerpo y eliminar las substancias poco saludables de mi cuerpo. Este libro es un resultado de mi investigación y experiencia personal.

Este libro es una maravillosa colección de recetas de jugos

bajas en sodio, que me gusta preparar para mí, y que estoy seguro usted disfrutará.

Estos jugos son un tesoro nutricional que le ayudarán a que su cuerpo se limpie por sí mismo y le dará un gran impulso de vitaminas y minerales. Disfrútelos a todos y vea los resultados en su salud. ¡Lo merece!

39 RECETAS DE JUGOS BAJAS EN SODIO: REDUZCA LA CANTIDAD DE SAL QUE CONSUME USANDO INGREDIENTES ORGÁNICOS QUE SABEN GENIAL

1.   Jugo de Mango y Lima

Ingredientes:

1 mango grande

1 lima grande, sin piel

1 guayaba grande, sin piel

3 onzas de agua de coco

Preparación:

Pelar el mango y trozarlo. Dejar a un lado.

Pelar la lima y cortarla por la mitad. Dejar a un lado.

Lavar la guayaba y trozarla. Reservar el resto en la nevera. Dejar a un lado.

Procesar el mango, lima y guayaba en una juguera. Transferir a vasos y añadir el agua de coco.

Agregar cubos de hielo y servir inmediatamente.

Información nutricional por porción: Kcal: 225, Proteínas: 4.4g, Carbohidratos: 63.9g, Grasas: 1.8g

2.   Jugo de Col Rizada y Pomelo

Ingredientes:

1 taza de col rizada, en trozos

1 pomelo entero, sin piel

2 tazas de uvas

1 taza de berro, en trozos

½ taza de agua

Preparación:

Combinar la col rizada y berro en un colador, y lavar bien. Trozar y dejar a un lado.

Lavar el pomelo y trozarlo. Dejar a un lado.

Poner las uvas en un colador y lavar bajo agua fría. Dejar a un lado.

Procesar las uvas, col rizada, berro y pomelo en una juguera. Transferir a vasos y añadir el agua.

Refrigerar 10 minutos antes de servir.

Información nutricional por porción: Kcal: 231, Proteínas: 6.7g, Carbohidratos: 64g, Grasas: 1.6g

3.   Jugo de Repollo y Calabaza

Ingredientes:

1 taza de repollo morado

1 taza de calabaza, sin semillas y sin piel

1 naranja grande, sin piel

1 manzana verde grande, sin centro

1 cucharadita de raíz de jengibre

Preparación:

Lavar el repollo y romper con las manos. Dejar a un lado.

Pelar la calabaza y cortarla por la mitad. Remover las semillas. Cortar un gajo grande y pelarlo. Trozar y dejar a un lado.

Pelar la naranja y dividirla en gajos. Dejar a un lado.

Lavar la manzana y remover el centro. Trozar y dejar a un lado.

Pelar la raíz de jengibre y dejar a un lado.

Procesar la calabaza, naranja, repollo, manzana y raíz de

jengibre en una juguera. Transferir a vasos y añadir algunos cubos de hielo.

Refrigerar 10 minutos antes de servir.

Información nutricional por porción: Kcal: 228, Proteínas: 5.4g, Carbohidratos: 69.3g, Grasas: 1.5g

4.   Jugo de Frutilla y Arándanos Agrios

Ingredientes:

1 taza de frutillas

1 taza de arándanos agrios

1 papaya pequeña, sin semillas y sin piel

1 lima grande, sin piel

3 onzas de agua de coco

Preparación:

Poner las frutillas y arándanos agrios en un colador, y lavar bajo agua fría. Colar y dejar a un lado.

Pelar la papaya y cortarla por la mitad. Remover las semillas negras y pulpa. Trozar y dejar a un lado.

Pelar la lima y cortarla por la mitad. Dejar a un lado.

Procesar las frutillas, arándanos agrios, papaya y lima en una juguera. Transferir a vasos y añadir el agua de coco.

Agregar hielo o refrigerar 10 minutos antes de servir.

Información nutricional por porción: Kcal: 153, Proteínas: 2.6g, Carbohidratos: 50.9g, Grasas: 1.8g

5.   Jugo de Rábano y Menta

Ingredientes:

1 rábano mediano, en rodajas

1 cucharada de menta fresca, en trozos

2 peras grandes, sin piel ni semillas

1 taza de arándanos frescos

1 taza de coliflor, en trozos

¼ taza de agua de coco, sin endulzar

Preparación:

Lavar el rábano y recortar las partes verdes. Trozar y dejar a un lado.

Lavar las peras y remover el centro. Trozar y dejar a un lado.

Lavar los arándanos bajo agua fría. Colar y dejar a un lado.

Recortar las hojas externas de la coliflor. Lavar y trozar. Reservar el resto en la nevera.

Procesar el rábano, menta, peras, arándanos y coliflor en

una juguera.

Transferir a vasos y añadir el agua de coco.

Agregar hielo y servir.

Información nutricional por porción: Kcal: 297, Proteínas: 4.9g, Carbohidratos: 97g, Grasas: 1.4g

6.   Jugo de Botes de Bruselas y Puerro

Ingredientes:

1 taza de Brotes de Bruselas, en trozos

2 puerros grandes

1 bulbo de hinojo mediano, en trozos

½ cucharadita de romero fresco

Preparación:

Lavar los brotes de Bruselas y recortar las hojas externas. Trozar y dejar a un lado.

Lavar los puerros y trozarlos. Dejar a un lado.

Lavar el bulbo de hinojo y recortar las capas marchitas. Trozar y dejar a un lado.

Procesar los brotes de Bruselas, puerros e hinojo en una juguera. Transferir a vasos y rociar con romero picado. Refrigerar 10 minutos antes de servir.

Información nutricional por porción: Kcal: 165, Proteínas: 8.5g, Carbohidratos: 50.1g, Grasas: 1.3g

7.　　Jugo de Arándanos Agrios y Espinaca

Ingredientes:

1 taza de arándanos agrios

1 taza de espinaca bebé, en trozos

1 taza de verdes de nabo, en trozos

1 limón entero, sin piel

½ taza de agua de coco pura

Preparación:

Poner los arándanos agrios en un colador y lavar bajo agua fría. Colar y dejar a un lado.

Lavar la espinaca bebé y romper con las manos.

Lavar los verdes de nabo y trozarlo. Dejar a un lado.

Pelar el limón y cortarlo por la mitad. Dejar a un lado.

Procesar los arándanos agrios, espinaca bebé, verdes de nabo y limón en una juguera. Transferir a vasos y añadir agua de coco pura.

Agregar hielo y servir inmediatamente.

Información nutricional por porción: Kcal: 69, Proteínas: 4.3g, Carbohidratos: 27.6g, Grasas: 0.8g

8.   Jugo de Rábano y Calabacín

Ingredientes:

1 rábano pequeño, recortado

1 calabacín grande, en trozos

1 taza de lechuga de hoja roja, en trozos

1 batata mediana, sin piel

1 cucharadita de jengibre, molido

Preparación:

Lavar el rábano y recortar las puntas verdes. Trozar y dejar a un lado.

Pelar el calabacín y cortarlo por la mitad. Remover las semillas y trozar. Dejar a un lado.

Pelar la batata y ponerla en una olla de agua hirviendo. Cocinar hasta que ablande y remover. Colar y dejar enfriar. Trozar y dejar a un lado.

Lavar la lechuga y romper con las manos. Dejar a un lado.

Pelar la raíz de jengibre y dejar a un lado.

Procesar el rábano, calabacín, lechuga, batata y jengibre en una juguera. Transferir a vasos y añadir agua para ajustar el espesor.

Servir inmediatamente.

Información nutricional por porción: Kcal: 67, Proteínas: 4.3g, Carbohidratos: 18.6g, Grasas: 0.8g

9.   Jugo de Coliflor y Puerro

Ingredientes:

1 taza de brócoli, en trozos

1 cabeza de coliflor pequeña

1 puerro grande

1 taza de col rizada fresca, en trozos

1 manzana verde grande, sin centro

2 onzas de agua

Preparación:

Recortar las hojas externas de la coliflor. Trozar y dejar a un lado.

Lavar le puerro y trozarlo. Dejar a un lado.

Lavar el brócoli y trozar. Dejar a un lado.

Lavar la col rizada bajo agua fría y romper con las manos. Dejar a un lado.

Lavar la manzana y remover el centro. Trozar y dejar a un lado.

Procesar la coliflor, puerro, brócoli, col rizada y manzana en una juguera. Transferir a un vaso y añadir el agua.

Agregar cubos de hielo y servir inmediatamente.

Información nutricional por porción: Kcal: 233, Proteínas: 12.7g, Carbohidratos: 65.7g, Grasas: 2.3g

10.   Jugo de Banana y Calabacín

Ingredientes:

1 manzana Granny Smith grande, sin centro

1 naranja grande, en gajos

1 banana grande, en rodajas

1 calabacín mediano, en rodajas

2 onzas de agua

Preparación:

Lavar la manzana y remover el centro. Trozar y dejar a un lado.

Pelar la naranja y dividirla en gajos. Dejar a un lado.

Pelar la banana y trozarla. Dejar a un lado.

Pelar el calabacín y cortarlo por la mitad. Remover las semillas y trozar. Dejar a un lado.

Procesar la banana, calabacín, manzana y naranja en una juguera. Transferir a vasos y refrigerar 10 minutos antes de servir.

Información nutricional por porción: Kcal: 296, Proteínas: 6.5g, Carbohidratos: 86.8g, Grasas: 1.7g

11.   Jugo de Manzana y Arándanos Agrios

Ingredientes:

1 taza de frutillas, en trozos

1 manzana Granny Smith grande, sin centro

1 taza de arándanos agrios

1 zanahoria grande, en rodajas

1 limón entero, sin piel

1 naranja grande, sin piel y en gajos

Preparación:

Lavar la manzana y remover el centro. Trozar y dejar a un lado.

Poner las frutillas y arándanos agrios en un colador, y lavar bajo agua fría. Colar y cortar por la mitad. Dejar a un lado.

Lavar la zanahoria y cortar en rodajas gruesas. Dejar a un lado.

Pelar el limón y cortarlo por la mitad. Dejar a un lado.

Pelar la naranja y dividirla en gajos. Dejar a un lado.

Procesar la manzana, arándanos agrios, frutillas, zanahorias, limón y naranja en una juguera. Transferir a un vaso y añadir el agua.

Agregar algunos cubos de hielo o refrigerar 10 minutos antes de servir.

Información nutricional por porción: Kcal: 268, Proteínas: 5.6g, Carbohidratos: 89.1g, Grasas: 1.6g

12.　Jugo de Lima y Pepino

Ingredientes:

3 remolachas grandes, recortadas

1 lima grande

1 pepino grande

2 tallos de apio, en trozos

1 nudo de jengibre pequeño, 1 pulgada

2 onzas de agua

Preparación:

Pelar la lima y cortarla por la mitad. Dejar a un lado.

Lavar el pepino y cortarlo en rodajas gruesas. Dejar a un lado.

Lavar las remolachas y recortar las partes verdes. Trozar y dejar a un lado.

Lavar el apio y trozar. Dejar a un lado.

Pelar el nudo de jengibre y dejar a un lado.

Combinar las remolachas, lima, pepino, apio y jengibre en

una juguera, y pulsar. Transferir a un vaso y añadir el agua.

Refrigerar 10 minutos antes de servir.

Información nutricional por porción: Kcal: 140, Proteínas: 6.7g, Carbohidratos: 41.6g, Grasas: 0.9g

13.   Jugo Dulce de Naranja y Miel

Ingredientes:

1 naranja grande, sin piel y en gajos

1 taza de moras

1 manzana Dorada Deliciosa grande, sin centro y en trozos

1 taza de menta fresca, en trozos

1 cucharada de miel

3 onzas de agua de coco

Preparación:

Pelar la naranja y dividirla en gajos. Dejar a un lado.

Poner las moras en un colador y lavar bajo agua fría. Colar y dejar a un lado.

Lavar la manzana y remover el centro. Trozar y dejar a un lado.

Poner la menta en un tazón y añadir 1 taza de agua tibia. Dejar reposar 15 minutos.

Combinar las moras, naranja, manzana y menta en una

juguera, y procesar.

Transferir a vasos y añadir el agua de coco y miel. Agregar hielo y servir inmediatamente.

Información nutricional por porción: Kcal: 287, Proteínas: 5.3g, Carbohidratos: 88.4g, Grasas: 1.5g

14. Jugo de Pepino y Zanahoria

Ingredientes:

1 pepino grande, en rodajas

1 zanahoria grande, en rodajas

1 taza de palta, sin carozo y en trozos

1 taza de semillas de granada

¼ cucharadita de nuez moscada

3 onzas de agua

Preparación:

Lavar el pepino y zanahoria. Cortar en rodajas finas y dejar a un lado.

Pelar la palta y cortarla por la mitad. Remover el carozo y trozar. Dejar a un lado.

Cortar la parte superior de la granada y bajar hacia las membranas blancas. Remover las semillas a un tazón y dejar a un lado.

Combinar el pepino, zanahoria, palta y semillas de granada en una juguera, y pulsar.

Transferir a vasos y añadir el agua y nuez moscada. Agregar hielo y servir inmediatamente.

Información nutricional por porción: Kcal: 319, Proteínas: 7.1g, Carbohidratos: 46.9g, Grasas: 23.5g

15.   Jugo de Melón y Banana

Ingredientes:

1 gajo de melón dulce grande, en trozos

1 banana grande

2 tazas de uvas verdes

¼ cucharadita de canela, molida

2 onzas de agua

Preparación:

Cortar el melón por la mitad. Remover las semillas, cortar un gajo grande y pelarlo. Trozar y poner en un tazón. Reservar el resto en la nevera.

Pelar la banana y trozarla. Dejar a un lado.

Combinar las uvas en un colador y lavar bajo agua fría. Colar y dejar a un lado.

Combinar el melón dulce, banana y uvas en una juguera.

Transferir a vasos y añadir el agua. Agregar hielo antes de servir.

Información nutricional por porción: Kcal: 374, Proteínas: 4.4g, Carbohidratos: 105g, Grasas: 1.7g

16.   Jugo de Arándanos Agrios y Manzana

Ingredientes:

1 taza de arándanos agrios

1 manzana verde grande, sin centro y en trozos

1 taza de frutillas, en trozos

1 taza de col rizada fresca

1 pepino grande

Preparación:

Combinar los arándanos agrios y frutillas en un colador y lavar bajo agua fría. Colar y cortar las frutillas por la mitad. Dejar a un lado.

Lavar la manzana y remover el centro. Trozar y dejar a un lado.

Lavar la col rizada y colar. Romper con las manos y dejar a un lado.

Lavar el pepino y cortarlo en rodajas gruesas. Dejar a un lado.

Procesar los arándanos agrios, manzana, frutillas, col

rizada y pepino. Transferir a vasos.

Agregar hielo antes de servir.

Información nutricional por porción: Kcal: 229, Proteínas: 7.4g, Carbohidratos: 72g, Grasas: 1.9g

17.   Jugo de Zanahoria y Pomelo

Ingredientes:

1 zanahoria grande, en rodajas

1 pomelo grande, en trozos

1 taza de mango, en trozos

1 limón grande, sin piel y por la mitad

1 pera pequeña, sin centro y en trozos

2 onzas de agua

Preparación:

Lavar la zanahoria y cortar en rodajas gruesas. Dejar a un lado.

Pelar el pomelo y dividirlo en gajos. Dejar a un lado.

Lavar el mango y trozarlo. Rellenar un vaso medidor y reservar el resto para otro jugo. Dejar a un lado.

Pelar el limón y cortarlo por la mitad. Dejar a un lado.

Lavar la pera y remover el centro. Trozar y dejar a un lado.

Procesar la zanahoria, pomelo, mango, limón y pera en

una juguera.

Transferir a vasos y añadir el agua. Agregar cubos de hielo o refrigerar 5 minutos antes de servir.

Información nutricional por porción: Kcal: 297, Proteínas: 5.7g, Carbohidratos: 92.7g, Grasas: 1.7g

18. Jugo de Verdes de Ensalada y Manzana

Ingredientes:

1 taza de verdes de ensalada, en trozos

1 manzana mediana, sin centro

1 alcachofa mediana, en trozos

1 taza de guisantes verdes

1 taza de zanahorias, en rodajas

2 onzas de agua

Preparación:

Lavar los verdes de ensalada y romper con las manos. Dejar a un lado.

Lavar la manzana y cortarla por la mitad. Remover el centro y trozar. Dejar a un lado.

Recortar las capas externas de la alcachofa, lavarla y trozarla. Dejar a un lado.

Poner los guisantes verdes en un colador y lavar bajo agua fría. Colar y dejar a un lado.

Lavar las zanahorias y cortarlas en rodajas finas. Rellenar un vaso medidor y reservar el resto. Dejar a un lado.

Procesar la alcachofa, guisantes verdes, verdes de ensalada y zanahorias en una juguera. Transferir a vasos y refrigerar 5 minutos antes de servir.

Información nutricional por porción: Kcal: 250, Proteínas: 16.2g, Carbohidratos: 74.9g, Grasas: 1.7g

19.   Jugo de Manzana y Lechuga

Ingredientes:

1 manzana grande, sin centro

1 taza de lechuga de hoja roja, en trozos

1 taza de frijoles verdes, en trozos

1 taza de col rizada fresca, en trozos

1 lima grande, sin piel

1 pimiento rojo grande, en trozos

1 nudo de jengibre pequeño, 1 pulgada

3 onzas de agua

Preparación:

Lavar la manzana y remover el centro. Trozar y dejar a un lado.

Combinar la col rizada y lechuga de hoja roja en un colador, y lavar bajo agua fría. Romper con las manos y dejar a un lado.

Lavar los frijoles verdes y trozarlos. Dejar a un lado.

Pelar la lima y cortarla por la mitad. Dejar a un lado.

Lavar el pimiento y cortarlo por la mitad. Remover las semillas y trozar. Dejar a un lado.

Pelar el nudo de jengibre y dejar a un lado.

Procesar la manzana, lechuga de hoja roja, frijoles verdes, col rizada, lima, pimiento rojo y raíz de jengibre en una juguera.

Transferir a vasos y añadir el agua. Agregar hielo y servir inmediatamente.

Información nutricional por porción: Kcal: 194, Proteínas: 7.1g, Carbohidratos: 52.9g, Grasas: 1.7g

20.   Jugo de Apio y Zanahoria

Ingredientes:

3 zanahorias grandes, en rodajas

1 pepino grande, en rodajas

2 tazas de apio, en trozos

1 taza de batatas, en cubos

1 nudo de jengibre pequeño, 1 pulgada

Preparación:

Lavar las zanahorias y pepino. Cortar en rodajas gruesas y dejar a un lado.

Lavar el apio y trozarlo. Dejar a un lado.

Pelar la batata y cortarla en cubos. Rellenar un vaso medidor y reservar el resto. Dejar a un lado.

Pelar el nudo de jengibre y dejar a un lado.

Procesar las zanahorias, pepino, apio, batatas y jengibre en una juguera.

Transferir a vasos y refrigerar 5 minutos antes de servir.

Información nutricional por porción: Kcal: 228, Proteínas: 7.6g, Carbohidratos: 65.4g, Grasas: 1.3g

21.   Jugo de Calabaza y Granada

Ingredientes:

1 taza de semillas de granada

1 limón entero, sin piel

2 tazas de zapallo calabaza, en trozos

1 naranja grande, sin piel y en gajos

1 taza de apio, en trozos

2 onzas de agua

Preparación:

Cortar la parte superior de la granada y bajar hacia las membranas blancas. Remover las semillas a un tazón mediano.

Pelar el limón y naranja. Dividir la naranja en gajos y cortar el limón por la mitad. Dejar a un lado.

Pelar el zapallo calabaza y remover las semillas. Cortar en cubos y reservar el resto en la nevera.

Lavar el apio y trozarlo. Dejar a un lado.

Combinar las semillas de granada, limón, zapallo calabaza, naranja y apio en una juguera, y pulsar.

Transferir a vasos y añadir el agua. Agregar cubos de hielo y servir inmediatamente.

Información nutricional por porción: Kcal: 251, Proteínas: 7.3g, Carbohidratos: 79g, Grasas: 1.8g

22.   Jugo de Pepino y Albahaca

Ingredientes:

1 pepino grande, en rodajas

1 taza de albahaca fresca, en trozos

3 tazas de verdes de ensalada, en trozos

2 zanahorias grandes, en rodajas

1 batata mediana, en cubos

Preparación:

Lavar el pepino y zanahorias. Cortar en rodajas finas y dejar a un lado.

Combinar la albahaca y verdes de ensalada en un colador. Lavar bajo agua fría y colar. Romper con las manos y dejar a un lado.

Pelar la batata y cortar en cubos. Dejar a un lado.

Procesar el pepino, albahaca, verdes de ensalada, zanahorias y batata en una juguera. Transferir a vasos y refrigerar 10 minutos, o agregar hielo y servir.

Información nutricional por porción: Kcal: 201, Proteínas: 9.3g, Carbohidratos: 57.3g, Grasas: 1.5g

23.   Jugo de Coliflor y Lima

Ingredientes:

1 taza de coliflor, en trozos

1 lima grande, sin piel

2 tomates medianos

1 pimiento rojo grande, en trozos

3 onzas de agua

1 cucharadita de romero fresco, picado

Preparación:

Recortar las hojas externas de la coliflor. Lavar y trozar. Reservar el resto en la nevera.

Pelar la lima y cortarla por la mitad. Dejar a un lado.

Lavar los tomates y ponerlos en un tazón. Cortar en cuartos y reservar el jugo. Dejar a un lado.

Lavar el pimiento y cortarlo por la mitad. Remover las semillas y cortar en rodajas. Dejar a un lado.

Combinar la coliflor, lima, tomates y pimiento rojo en una

juguera, y pulsar.

Transferir a vasos y añadir el jugo de tomate y agua. Rociar con romero freso para más sabor.

Refrigerar 5 minutos antes de servir.

Información nutricional por porción: Kcal: 98, Proteínas: 6g, Carbohidratos: 28.5g, Grasas: 1.3g

24.   Jugo de Acelga y Pepino

Ingredientes:

1 taza de Acelga, en trozos

1 taza de pepino, en rodajas

2 tazas de chirivías, en trozos

1 pimiento verde grande, en trozos

1 nudo de jengibre, 1 pulgada

2 onzas de agua

Preparación:

Lavar la acelga y romper con las manos. Dejar a un lado.

Lavar el pepino y cortarlo en rodajas. Rellenar un vaso medidor y reservar el resto.

Pelar el jengibre y dejar a un lado.

Procesar la acelga, pepino, chirivías, pimiento y jengibre en una juguera.

Transferir a vasos y añadir el agua.

Agregar hielo y servir inmediatamente.

Información nutricional por porción: Kcal: 219, Proteínas: 7.3g, Carbohidratos: 68.8g, Grasas: 1.5g

25.　Jugo de Pomelo y Pepino

Ingredientes:

1 pomelo grande, sin piel y en gajos

1 pepino grande, en rodajas

1 taza de papaya, en trozos

1 manzana verde pequeña, sin centro y en trozos

2 onzas de agua de coco

Preparación:

Pelar el pomelo y dividirlo en gajos. Dejar a un lado.

Lavar el pepino y cortarlo en rodajas gruesas. Dejar a un lado.

Pelar la papaya y cortarla por la mitad. Remover las semillas y pulpa. Trozar y rellenar un vaso medidor. Reservar el resto para otro jugo. Dejar a un lado.

Lavar la manzana y remover el centro. Trozar y dejar a un lado.

Procesar el pomelo, papaya y manzana en una juguera. Transferir a vasos y añadir agua de coco.

Agregar cubos de hielo y servir inmediatamente.

Información nutricional por porción: Kcal: 246, Proteínas: 5.1g, Carbohidratos: 72.4g, Grasas: 1.3g

26.   Jugo de Zanahoria y Naranja

Ingredientes:

1 zanahoria grande, en rodajas

1 naranja grande, sin piel y en gajos

1 taza de cerezas, por la mitad y sin carozo

1 manzana pequeña, sin centro

1 limón entero, sin piel

2 onzas de agua

Preparación:

Lavar la zanahoria y cortar en rodajas gruesas. Dejar a un lado.

Pelar la naranja y limón. Dividir la naranja en gajos y cortar el limón por la mitad. Dejar a un lado.

Lavar las cerezas y cortarlas por la mitad. Remover los carozos y dejar a un lado.

Lavar la manzana y remover el centro. Trozar y dejar a un lado.

Combinar zanahoria, naranja, limón, cerezas y manzanas en una juguera, y pulsar. Transferir a vasos y añadir hielo antes de servir.

Información nutricional por porción: Kcal: 253, Proteínas: 5.3g, Carbohidratos: 78.2g, Grasas: 1.1g

27.   Jugo de Calabaza y Ananá

Ingredientes:

1 taza de trozos de ananá

1 calabacín mediano

1 taza de calabaza, en trozos

1 taza de damasco, en trozos

1 manzana mediana, sin centro

2 onzas de agua

Preparación:

Cortar la parte superior del ananá y pelarlo. Trozar y reservar el resto en la nevera.

Pelar el calabacín y cortarlo por la mitad. Remover las semillas y cortar en cubos. Dejar a un lado.

Pelar la calabaza y cortarla por la mitad. Remover las semillas, cortar un gajo grande y pelarlo. Trozar y dejar a un lado. Reservar el resto.

Lavar los damascos y cortarlos por la mitad. Remover los carozos y trozar. Rellenar un vaso medidor y reservar el resto. Dejar a un lado.

Lavar la manzana y remover el centro. Trozar y dejar a un lado.

Procesar el ananá. calabacín, calabaza, damascos y manzana en una juguera.

Transferir a vasos y añadir el agua. Agregar hielo y servir inmediatamente.

Información nutricional por porción: Kcal: 272, Proteínas: 7.2g, Carbohidratos: 76.6g, Grasas: 1.8g

28. Jugo de Menta y Naranja

Ingredientes:

1 taza de menta fresca, en trozos

1 naranja grande, sin piel

1 manzana verde grande, sin centro

1 puñado de espinaca fresca, en trozos

3 onzas de agua

Preparación:

Combinar la menta y espinaca en un colador y lavar bajo agua fría. Colar y romper con las manos.

Pelar la naranja y dividirla en gajos. Dejar a un lado.

Lavar la manzana y remover el centro. Trozar y dejar a un lado.

Combinar la manzana, naranja, menta y espinaca en una juguera, y pulsar. Transferir a vasos y añadir el agua.

Agregar hielo antes de servir.

Información nutricional por porción: Kcal: 178, Proteínas: 4.4g, Carbohidratos: 54.5g, Grasas: 0.9g

29.   Jugo de Cantalupo y Albahaca

Ingredientes:

1 taza de cantalupo, en trozos

1 taza de albahaca fresca, en trozos

1 taza de coliflor, en trozos

1 taza de col rizada fresca, en trozos

1 pepino mediano, en rodajas

Preparación:

Cortar el cantalupo por la mitad. Remover las semillas y pulpa. Cortar dos gajos y pelarlos. Trozar y dejar a un lado. Reservar el resto en la nevera.

Combinar la albahaca y col rizada en un colador bajo agua fría. Colar y trozar.

Recortar las hojas externas de la coliflor. Lavar y trozar. Rellenar un vaso medidor y reservar el resto en la nevera.

Lavar el pepino y trozarlo. Dejar a un lado.

Combinar el cantalupo, albahaca, coliflor, col rizada y pepino en una juguera, y pulsar. Transferir a vasos y añadir cubos de hielo antes de servir.

Información nutricional por porción: Kcal: 132, Proteínas: 8.9g, Carbohidratos: 35.4g, Grasas: 1.7g

30. Jugo de Lima y Naranja

Ingredientes:

1 taza de palta, en trozos

1 lima grande, sin piel

1 naranja grande, sin piel

1 pepino grande, en rodajas

2 onzas de agua

Preparación:

Pelar la lima y cortarla por la mitad. Dejar a un lado.

Pelar la naranja y dividirla en gajos. Dejar a un lado.

Pelar la palta y cortarla por la mitad. Remover el carozo y trozar. Rellenar un vaso medidor y reservar el resto.

Lavar el pepino y cortarlo en rodajas gruesas. Dejar a un lado.

Combinar la lima, naranja, palta y pepino en una juguera, y pulsar. Transferir a vasos y añadir el agua.

Agregar hielo y servir inmediatamente.

Información nutricional por porción: Kcal: 132, Proteínas: 8.9g, Carbohidratos: 35.4g, Grasas: 1.7g

31.   Jugo de Kiwi y Limón

Ingredientes:

2 kiwis grandes, sin piel

1 limón grande, sin piel

1 taza de trozos de ananá

1 zanahoria grande

1 manzana amarilla grande, sin centro

1 cucharada de miel líquida

Preparación:

Pelar los kiwis y limón. Cortarlos por la mitad y dejar a un lado.

Cortar la parte superior del ananá y pelarlo. Trozar y rellenar un vaso medidor. Reservar el resto en la nevera.

Lavar la zanahoria y cortar en rodajas gruesas. Dejar a un lado.

Lavar la manzana y remover el centro. Trozar y dejar a un lado.

Procesar los kiwis, limón, ananá, zanahorias y manzana en una juguera. Transferir a vasos y añadir la miel. Agregar vainilla para más sabor.

Agregar hielo antes de servir.

Información nutricional por porción: Kcal: 132, Proteínas: 8.9g, Carbohidratos: 35.4g, Grasas: 1.7g

32. Jugo de Espinaca y Naranja

Ingredientes:

1 taza de espinaca, en trozos

1 naranja grande, sin piel

1 taza de zapallo calabaza, en cubos

1 pepino grande

1 rodaja de jengibre, 1 pulgada

Preparación:

Lavar la espinaca bajo agua fría. Colar y romper con las manos. Dejar a un lado.

Pelar la naranja y dividirla en gajos. Dejar a un lado.

Pelar el zapallo calabaza y remover las semillas. Cortar en cubos y reservar el resto en la nevera.

Lavar el pepino y cortarlo en rodajas gruesas. Dejar a un lado.

Pelar la raíz de jengibre y dejar a un lado.

Combinar la espinaca, naranja, calabaza, pepino y jengibre

en una juguera, y pulsar.

Agregar agua de ser necesario y servir inmediatamente.

Información nutricional por porción: Kcal: 209, Proteínas: 14.8g, Carbohidratos: 61.6g, Grasas: 2.1g

33.   Jugo de Lima y Naranja

Ingredientes:

1 lima grande, sin piel

2 naranjas grandes, sin piel

2 limones grandes, sin piel

1 taza de menta fresca, en trozos

¼ cucharadita de extracto puro de menta

Preparación:

Pelar la lima y limones. Cortarlos por la mitad y dejar a un lado.

Pelar la naranja y dividirla en gajos. Dejar a un lado.

Poner la menta en un colador y lavar bajo agua fría. Colar y romper con las manos. Dejar a un lado.

Combinar la lima, limones, naranja y menta en una juguera, y pulsar. Transferir a un vaso y añadir el extracto de menta.

Agregar agua de ser necesario.

Refrigerar 10 minutos antes de servir.

Información nutricional por porción: Kcal: 178, Proteínas: 5.8g, Carbohidratos: 61.5g, Grasas: 1.1g

34.   Jugo de Lechuga y Limón

Ingredientes:

1 taza de lechuga de hoja roja, en trozos

1 limón grande, sin piel

4 zanahorias grandes, en rodajas

1 manzana roja grande, sin centro

Preparación:

Lavar la lechuga bajo agua fría. Romper con las manos y dejar a un lado.

Pelar el limón y cortarlo por la mitad. Dejar a un lado.

Lavar las zanahorias y cortarlas en rodajas gruesas. Dejar a un lado.

Lavar la manzana y remover el centro. Trozar y dejar a un lado.

Procesar la lechuga, limón, zanahorias y manzana en una juguera. Transferir a vasos y añadir hielo antes de servir.

Información nutricional por porción: Kcal: 231, Proteínas: 4.4g, Carbohidratos: 70g, Grasas: 1.4g

35. Jugo de Puerro y Brócoli

Ingredientes:

3 puerros grande, en trozos

1 taza de brócoli, en trozos

3 tazas de col rizada, en trozos

1 pepino grande

1 rodaja de jengibre pequeña, 1 pulgada

Preparación:

Lavar los puerros y trozarlos. Dejar a un lado.

Lavar el brócoli y trozarlo. Rellenar un vaso medidor y reservar el resto.

Lavar la col rizada bajo agua fría usando un colador. Lavar y trozar. Dejar a un lado.

Lavar el pepino y cortarlo en rodajas gruesas. Dejar a un lado.

Pelar la raíz de jengibre y dejar a un lado.

Procesar los puerros, brócoli, col rizada y jengibre en una

juguera.

Transferir a vasos y refrigerar 10 minutos antes de servir.

Información nutricional por porción: Kcal: 275, Proteínas: 17.2g, Carbohidratos: 72.7g, Grasas: 3.3g

36.   Jugo de Uva y Sandía

Ingredientes:

1 taza de uvas verdes

1 taza de sandía, sin semillas y en trozos

1 taza de mango, en trozos

1 manzana Fuji grande, sin centro

2 onzas de agua

Preparación:

Lavar las uvas usando un colador y dejar a un lado.

Cortar la sandía por la mitad. Para una taza, necesitará un gajo grande. Pelarlo y trozarlo. Remover las semillas y dejar a un lado. Reservar el resto.

Lavar el mango y trozar. Dejar a un lado.

Lavar la manzana y remover el centro. Trozar y dejar a un lado.

Combinar las uvas, sandía, mango y manzana en una juguera, y pulsar.

Transferir a vasos y añadir el agua. Agregar cubos de hielo o refrigerar antes de servir.

Información nutricional por porción: Kcal: 288, Proteínas: 3.7g, Carbohidratos: 80g, Grasas: 1.5g

37.   Jugo de Pastel de Calabaza

Ingredientes:

1 taza de calabaza, en trozos

1 taza de batata, en trozos

1 zanahoria mediana, en rodajas

1 pepino mediano, en rodajas

1 calabacín mediano, en trozos

¼ cucharadita de jengibre, molido

Preparación:

Pelar la calabaza y cortarla por la mitad. Remover las semillas, cortar un gajo y pelarlo. Trozar y rellenar un vaso medidor. Reservar el resto.

Pelar la batata y trozarla. Poner en una olla de agua hirviendo y cocinarla por 10 minutos. Remover del fuego y colar. Dejar enfriar.

Lavar la zanahoria y cortar en rodajas gruesas. Dejar a un lado.

Pelar el calabacín y cortarlo por la mitad. Remover las

semillas, trozar y dejar a un lado.

Lavar el pepino y cortarlo en rodajas gruesas. Dejar a un lado.

Combinar la calabaza, batata, zanahoria, pepino y calabacín en una juguera, y pulsar.

Transferir a vasos y añadir el jengibre.

Agregar hielo y servir.

Información nutricional por porción: Kcal: 214, Proteínas: 8.3g, Carbohidratos: 58.6g, Grasas: 1.3g

38.   Jugo de Guayaba y Naranja

Ingredientes:

1 guayaba grande, en trozos

1 naranja grande, sin piel

1 lima grande, sin piel

1 manzana mediana, sin centro

3 onzas de agua

Preparación:

Pelar y lavar la guayaba. Trozar y dejar a un lado.

Pelar la naranja y dividirla en gajos. Dejar a un lado.

Pelar la lima y cortarla por la mitad. Dejar a un lado.

Lavar la manzana y remover el centro. Trozar y dejar a un lado.

Combinar la guayaba, naranja, lima y manzana en una juguera, y pulsar.

Transferir a un vaso y añadir el agua. Agregar hielo y servir inmediatamente.

Información nutricional por porción: Kcal: 163, Proteínas: 3.5g, Carbohidratos: 49.7g, Grasas: 1g

39.   Jugo de Manzana y Naranja

Ingredientes:

1 manzana Roja Deliciosa mediana, sin centro y en trozos

1 naranja grande, sin piel y en gajos

2 duraznos grandes, sin carozo y en trozos

1 rodaja de jengibre, sin piel

1 cucharada de miel cruda

2 onzas de agua

Preparación:

Lavar la manzana y remover el centro. Trozar y dejar a un lado.

Pelar la naranja y dividirla en gajos. Dejar a un lado.

Lavar los duraznos y cortarlos por la mitad. Remover los carozos y trozar.

Pelar la raíz de jengibre y dejar a un lado.

Procesar los duraznos, manzana, naranja y jengibre en una juguera. Transferir a vasos y añadir la miel y agua.

Agregar algunos cubos de hielo antes de servir.

Información nutricional por porción: Kcal: 323, Proteínas: 5.6g, Carbohidratos: 97.4g, Grasas: 1.4g

OTROS TITULOS DE ESTE AUTOR

70 Recetas De Comidas Efectivas Para Prevenir Y Resolver Sus Problemas De Sobrepeso: Queme Calorías Rápido Usando Dietas Apropiadas y Nutrición Inteligente

Por

Joe Correa CSN

48 Recetas De Comidas Para Eliminar El Acné: ¡El Camino Rápido y Natural Para Reparar Sus Problemas de Acné En 10 Días O Menos!

Por

Joe Correa CSN

41 Recetas De Comidas Para Prevenir el Alzheimer: ¡Reduzca El Riesgo de Contraer La Enfermedad de Alzheimer De Forma Natural!

Por

Joe Correa CSN

70 Recetas De Comidas Efectivas Para El Cáncer De Mama: Prevenga Y Combata El Cáncer De Mama Con una Nutrición Inteligente y Alimentos Poderosos

Por

Joe Correa CSN

www.ingramcontent.com/pod-product-compliance
Lightning Source LLC
Chambersburg PA
CBHW030300030426
42336CB00009B/464